Docteur Étienne BONNET

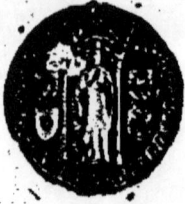

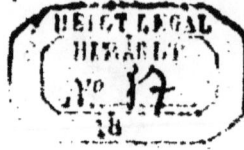

Choix d'un Procédé Opératoire

dans le

Traitement

du Varicocèle

Montpellier
G. Firmin, Montane & Sicardi

CHOIX D'UN PROCÉDÉ OPÉRATOIRE

DANS LE

TRAITEMENT DU VARICOCÈLE

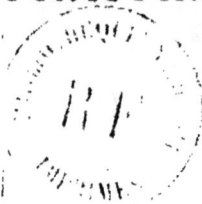

PAR

Etienne BONNET

DOCTEUR EN MÉDECINE

EX-EXTERNE DE L'HOPITAL SAINT-JOSEPH, DE LYON (Concours 1901)
EX-INTERNE DES HOPITAUX DE NIMES (Concours 1901)
EX-RÉPÉTITEUR DU COURS D'ACCOUCHEMENT DE LA MATERNITÉ DU GARD

MONTPELLIER

IMPRIMERIE G. FIRMIN, MONTANE et SICARDI
Rue Ferdinand-Fabre et Quai du Verdanson

1907

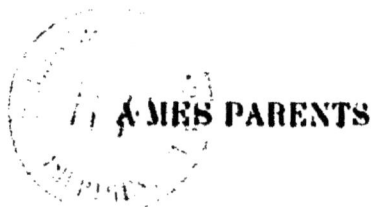

À MES PARENTS

E. BONNET

A MES MAITRES DES HOPITAUX DE LYON

E. BONNET

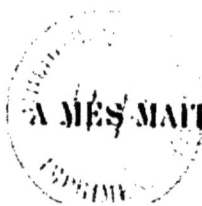

A MES MAITRES DES HOPITAUX DE NIMES

E. BONNET

INTRODUCTION

Sans vouloir attribuer à notre sujet une importance exceptionnelle, nous pensons cependant qu'il tire un certain intérêt des deux considérations suivantes :

1° *L'extrême fréquence du varicocèle.* — Cette assertion n'a pas besoin d'être longuement démontrée. Il suffit, en effet, d'ouvrir un livre de chirurgie courante et de consulter les statistiques pour s'en convaincre.

Ce n'est point, disons-le bien vite, que nous ayons l'intention de faire rentrer dans le cas qui nous occupe le grand nombre des varicocèles bénins et qui ne sont pas justiciables d'une intervention chirurgicale, heureusement ; sans quoi, nul doute que bon nombre de nos lecteurs, jusqu'ici tranquilles, se trouvassent brusquement face à face avec la perspective d'une opération à subir.

Pourtant le nombre des varicocèles gênants, soit par l'exagération de leurs symptômes, soit par l'obstacle qu'ils apportent à la vie active du malade, est encore considérable. D'ailleurs, parmi les cas les plus légers, combien ont chances de s'aggraver ou de devenir insupportables dans des conditions données ?

2° *Le grand nombre des méthodes chirurgicales existantes*

pour la cure chirurgicale du varicocèle et la confusion qui demeure au sujet de celle qui est à préférer, sinon absolument, du moins suivant les différents degrés ou circonstances de l'affection.

Toutes les méthodes employées ont donné des succès ; mais toutes aussi ont procuré des déboires, en sorte qu'il n'en est aucune qui s'impose exclusivement, et si l'on jette un coup d'œil sur la littérature médicale à ce sujet, on a tôt fait de constater qu'il est autant de manières de voir que d'auteurs.

Est-ce à dire que nous ayons la prétention d'indiquer un procédé parfait et universel ? Non pas ; il est bien entendu que l'on devra tenir compte, dans le choix d'une méthode opératoire, des indications diverses qui varient avec la gravité du varicocèle et avec les conditions du porteur.

Mais si nous supposons un cas de varicocèle pleinement constitué, intolérable, justifiant en somme l'application d'un procédé de cure le plus complet possible, nous pensons qu'il est une méthode opératoire que nous croyons la meilleure et que nous proposons.

Nous examinerons donc, dans quelques considérations générales, les diverses sortes de varicocèles et leurs indications à être opérés.

Pour le choix de cette opération, qui forme le fond de notre sujet, ayant mentionné pour mémoire les méthodes anciennes, nous exposerons les procédés actuellement employés, et nous essaierons de fixer celui qui nous paraîtra préférable le plus généralement, réservant leur place à ceux qui s'imposent de par la variété de l'affection.

Nous tenons à remercier ici M. le professeur Soubeiran, qui nous a guidé dans le choix et dans l'élaboration de ce travail, au cours duquel nous avons pu apprécier l'utilité de ses conseils et son extrême bienveillance.

CHOIX D'UN PROCÉDÉ OPÉRATOIRE

DANS LE

TRAITEMENT DU VARICOCÈLE

CONSIDÉRATIONS GÉNÉRALES

FRÉQUENCE DU VARICOCÈLE. — SES VARIÉTÉS. — SES INDICATIONS A UNE OPÉRATION CHIRURGICALE.

Nous ne voulons pas nous étendre à établir *la fréquence du varicocèle*. Il est admis qu'une dilatation légère des veines spermatiques est de règle dans le cordon, du côté gauche.

Le varicocèle suffisamment constitué pour devenir une infirmité préoccupante et capable de justifier une opération, est lui-même assez commun. Les statistiques sur ce sujet varient selon les pays. On lit partout que Curling, médecin militaire anglais, trouva, chez de jeunes recrues, une moyenne approximative de 70,5 porteurs de varicocèles pour 1.000 jeunes hommes. En France la proportion serait bien moins élevée : 3 pour 1.000. Mais cette proportion ne correspond certainement point à la réalité : un bon nombre des jeunes gens qui la fournirent furent réformés pour varicocèle quelques mois après leur entrée au service militaire.

Il semble, d'une façon générale, que le varicocèle soit plus fréquent dans les pays chauds.

Les variétés de varicocèle sont assez nombreuses.

On peut considérer le varicocèle objectivement, en lui-même, et dans ce cas, distinguer :

a) Le varicocèle constitué par la seule exagération de l'élément veineux : allongement, dilatation, déformation des veines ; c'est l'ectasie veineuse pure et simple.

b) Le varicocèle se manifestant surtout par l'exagération, l'allongement en particulier du scrotum : c'est l'orchidoptose.

c) Une variété mixte, qui réunit les deux éléments précédents : ectasie veineuse et orchidoptose.

Si maintenant nous considérons le varicocèle dans ses relations avec le sujet qui en est porteur, nous remarquons :

a) Les varicocèles douloureux.

b) Ceux qui altèrent les fonctions génitales et peuvent même provoquer l'atrophie testiculaire.

c) Ceux qui mettent un obstacle à l'exercice régulier de la profession du malade.

d) Ceux enfin, et cette considération est importante, qui affectent des malades neurasthéniques, hyponcondriaques ; en général tous ceux frappés de débilité mentale.

Quels sont, d'après cet exposé, les malades chez qui se pose *l'indication* à une opération chirurgicale quelconque ?

On doit observer tout d'abord que le varicocèle en lui-même, sa constitution plus ou moins complète ne forme pas la base vraiment importante d'une appréciation. C'est bien plutôt dans ses rapports avec celui qui en est porteur qu'il faut chercher les indications, les raisons d'opérer un varicocèle.

Nous ne toucherons pas, en effet, aux varicocèles, petits ou gros, qui ne sont pas douloureux, qui ne gênent point le malade dans ses habitudes, qui ne retentissent point sur ses fonctions génitales.

Au contraire, nous penserons à opérer un varicocèle, même peu considérable par sa grosseur, incomplètement formé, quand il entraîne les complications suivantes :

La douleur ;

L'empêchement pour le malade d'exercer sa profession ;

L'altération des fonctions génitales.

Une question intéressante se pose ici. Il s'agit des varicocèles chez les névrosés. Faut-il ou ne faut-il pas opérer ?

Quelques auteurs pensent que la suggestion produite par l'opération rend souvent des services. La plupart cependant sont d'un avis contraire, et nous nous rallions à l'opinion de Delbet : « Je conseille surtout, dit-il, ne pas opérer ces hypocondriaques affaissés, ces lamentables débilités de l'esprit, tous ces sujets qui, plus ou moins frappés de dégénérescence mentale, sont souve... sur la pente de la folie de la persecution. D'abord ces malades ne guériraient pas. Ensuite, ils ne manqueraient pas de se retourner contre le chirurgien et de rendre sa thérapeutique responsable du mal dont ils souffrent. »

L'indication étant posée d'opérer chirurgicalement un varicocèle, *quelle méthode opératoire choisira-t-on ?*

La réponse à cette question forme le sujet de cette thèse. Nous donnons au début un exposé succinct des traitements palliatifs et des procédés chirurgicaux anciens. Puis nous exposerons les diverses méthodes employées actuellement, méthodes restauratrices et méthodes radicales ; nous en discuterons les résultats. Enfin, nous décrirons l'une d'elles que nous croyons la meilleure dans un cas donné, méthode qui n'a pas la prétention, disons-le tout de suite, d'être neuve, mais qui serait comme une combinaison, peut-être heureuse, des méthodes conservatrices et d'exérèse, dont elle tendrait à réunir les avantages.

TRAITEMENT DU VARICOCELE

I. — TRAITEMENT PALLIATIF

Afin d'être complet, nous donnerons brièvement les quelques formules des traitements prophylactique et palliatif.

La précaution la plus sûre d'éviter le varicocèle sera aussi d'éviter les professions qui obligent à une station debout prolongée ou à un effort abdominal répété. Nul n'ignore que les garçons de café et boulangers, les agents de police sont fréquemment atteints de cette infirmité.

Les moyens les plus efficaces de traiter un varicocèle bénin et non justiciable d'une intervention chirurgicale, sont :

a) En premier lieu, le port régulier d'un suspensoir. Mais il est important que ce suspensoir soit bien appliqué. Il doit être à sous-cuisse ni trop ample, ni trop étroit ; il doit embrasser exactement le scrotum et le soutenir véritablement.

b) Le malade cherchera à éviter la constipation et devra arriver à une selle par jour au minimum ; au besoin il prendra quelques laxatifs ou purgatifs légers et souvent répétés, une cuillerée à café d'huile de ricin chaque matin, par exemple, durant quelques jours.

c) Le matin et le soir. une ou deux fois même dans le cours de la journée, si c'est possible, le malade se fera, en été surtout, une ablution froide sur la région du scrotum et du pé i-née. Cette ablution pourra être remplacée par un bain local froid d'une durée de trois à cinq minutes.

d) Le malade pourra prendre chaque jour, durant quelque temps, de l'extrait fluide d'hydrastis canadensis (60 gouttes) ou de l'extrait d'hamamelis virginica (2 à 4 grammes).

II. — TRAITEMENT CHIRURGICAL

Méthodes anciennes

Quoique aujourd'hui à peu près délaissées, les méthodes qu'employaient les anciens à la cure chirurgicale du varico-cèle méritent d'être passées rapidement en revue.

Elle remonte à la haute antiquité. Ainsi, Celse et Paul d'Egine opéraient le varicocèle à ciel ouvert, soit brûlant les varices scrotales avec des cautères grêles et pointus, soit les sectionnant entre deux ligatures.

Ce procédé régna pendant longtemps, et, au XIVe siècle, Guy de Chauliac (1635) donne au médecin les conseils suivants : « Mais si tu es fort importuné de prières, après avoir prédit le danger, suivant la doctrine d'Albucasis, incise la peau des testicules et lie la hernie variqueuse en haut et en bas, et la tire au dehors, et couds pour guérir la plaie, comme dict est. »

Au milieu du XVIIIe siècle, l'emploi du bistouri est aban-donné. La raison en paraît être que l'infection post-opéra-toire s'est multipliée, ce fait coïncidant avec l'emploi, comme pansement, de corps gras et de liquides émollients, qui rem-placent pour un temps « le bon vin chaud » et les diverses substances aromatiques, plus ou moins antiseptiques, em-ployées jusqu'à ce moment.

Apparaissent alors les méthodes dites préservatrices et oblitérantes. On comprime, on écrase les paquets variqueux, on les cautérise. Vidal de Cassis opère 250 cas par son procédé de l'enroulement.

Enfin, avec les méthodes antiseptiques d'abord, puis aseptiques, le bistouri reprend une nouvelle faveur et les anciens procédés sanglants redeviennent en honneur.

En somme, les nombreuses méthodes employées autrefois pour guérir le varicocèle pourraient se partager en deux classes :

a) Les méthodes oblitérantes des veines, soit par coagulation directe du sang, soit par phlébite adhésive. Telles sont pour mémoire :

1° La *compression*, de Sanson ;

2° Le *séton*, de Fricke ;

3° L'*acupressure*, de Daval ;

4° La *galvanopuncture*, employée par Onimus, Percepied, et dont l'un des avantages est de pouvoir être maintes fois répétée ;

5° Les *injections coagulantes*, de Maisonneuve, Pinching, etc., très douloureuses, et de plus exposant à la phlébite, d'effet peu durable d'ailleurs.

b) Les méthodes qui entraînent la destruction des veines dans une étendue plus ou moins considérable, avec ou sans perte de substance simultanée du scrotum :

1° La *cautérisation*, employée par Bonnet et Nélaton, avec des caustiques chimiques ; elle présentait des dangers de phlébite, d'hémorragies consécutives, de phlegmons ;

2° La *compression* (Breschet, Velpeau, etc.). Ces chirurgiens obtenaient par compression mécanique graduée la mortification des veines et du scrotum ;

3° La *ligature sous-cutanée* (Ricard et Gagnebé), dont la récidive était le moindre inconvénient ;

4° L'*enroulement*, de Vidal de Cassis, réalisant à la fois la compression et la résection ;

5° La *section hémostatique extemporanée des veines et de la peau* (Maisonneuve, Amussat) ;

6° La *résection par l'écraseur de Chassaignac*, qui associait à l'extirpation des veines la résection large du scrotum ;

7° *L'isolement* de Rigaud, de Nancy, efficace grâce à l'étendue notable de la mortification veineuse, mais qui perdit beaucoup de sa vogue, à la suite de plusieurs cas d'infection purulente suivis de mort.

La critique de ces anciennes méthodes se résume tout entière dans les deux phrases suivantes. Presque toutes étaient susceptibles d'amener des complications, dont quelques-unes sérieuses. Aucune n'a donné des résultats de guérison définitive, d'une manière assurée généralement, et toutes ont à leur passif de nombreux cas de récidive.

Méthodes chirurgicales actuellement employées dans la cure du varicocèle

Les méthodes chirurgicales actuellement employées dans la cure du varicocèle peuvent être rangées en deux grandes classes :

Des méthodes dites de restauration ou conservatrices.

Certains auteurs, se rattachant dans la pathogénie du varicocèle à l'hypothèse d'un état dystrophique des tissus, soit veineux, soit scrotal, et à leur insuffisance fonctionnelle consécutive, ont recherché et appliqué des méthodes tendant à soutenir les plans dystrophiés, sans les supprimer, tâchant de mettre les organes dans une situation en quelque sorte consolidée ; dans ce but ont été imaginées les cerclages, les plicatures, les pexies en général.

D'autres chirurgiens, frappés de l'importance dans le varicocèle des éléments mécaniques : dilatation et allongement des veines, exagération de la surface scrotale, considérant ces éléments comme formant une sorte de tumeur surajoutée, ont vu dans leur résection le moyen de guérir le varicocèle. Ce sont les partisans des *méthodes radicales ou d'exérèse.*

Nous examinerons ces diverses méthodes et en apprécierons les chances.

I. — Méthodes de restauration

1° *Procédé de Nimier : Ligature sous-cutanée en bourse du scrotum.* — Quoique moins employé aujourd'hui, le procédé de Nimier ou la ligature sous-cutanée en bourse du scrotum compte encore quelques partisans.

L'auteur a imaginé de lier le scrotum au-dessous des testicules, après avoir refoulé ces derniers en haut vers le canal inguinal.

Nimier décrit ainsi son procédé : « Un aide tire et élève le scrotum de la main droite, tandis que, de la main gauche, il refoule le testicule contre le pubis. Le chirurgien, avec une longue aiguille de Reverdin, perfore à gauche, au ras des doigts de l'aide, le scrotum étalé, fait suivre à l'aiguille la face profonde du derme sur la paroi antérieure du scrotum et la fait ressortir du côté opposé ; puis il retire l'aiguille, qui entraîne avec elle un fil de soie.

» Celle-ci est alors réintroduite par la première piqûre et suit la paroi postérieure du scrotum comme elle avait suivi la paroi antérieure pour ressortir par le même orifice, saisir le fil et le ramener à gauche. De cette façon le fil embrasse sous la peau toutes les tuniques du scrotum : le chirurgien le serre, le noue, fronçant ainsi toute la partie inférieure du scrotum au-dessous des testicules. Autour de ce fil se développerait

du tissu fibreux ; le segment inférieur des bourses déshabité
et oblitéré reviendrait complètement sur lui-même. »

Cette opération reproduit en somme les *ligatures scrotales*
de Larrey, Richard, Wormald, qui, avec des liens ou des
anneaux placés sur la face extérieure du scrotum, diminuaient
la capacité des bourses.

2° *Procédé de Parona ou du retournement de la vaginale.*
— Le procédé du retournement de la vaginale dans la cure
du varicocèle a été inventé en 1889 par le chirurgien italien
Parona.

Il fut inspiré à son auteur par les méthodes proposées par
Jaboulay et Doyen pour le traitement de l'hydrocèle. Ces
deux opérateurs pratiquent, en effet, dans ce cas, avec quelques différences de technique, l'incision de la tunique vaginale ; puis, luxant le testicule au dehors, ils le retournent
complètement et le rentrent ainsi dans le scrotum en le fixant
ou non par quelques points de suture.

Nous allons voir combien se rapproche de ces méthodes le
procédé de Parona.

La technique consiste en ceci :

Le malade étant préparé, on peut choisir entre une anesthésie locale à la cocaïne de la région scrotale, ou entre l'a-
nesthésie générale. Cette dernière cependant est préférable.

1° On incise la peau verticalement et sur la partie antéro-
latérale du scrotum, d'une longueur de 6 centimètres, depuis
l'orifice externe du canal inguinal jusque sur le collet de la
bourse ;

2° On découvre l'embouchure du canal inguinal, on attire
le testicule et on l'isole des tissus environnants en ayant soin
de ne pas blesser la tunique vaginale qui le recouvre et qui
est parfois très mince ;

3° On soulève le testicule et le cordon, on saisit la vagi-

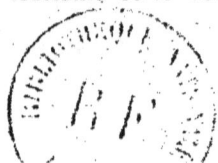

nale avec une pince à disséquer, on s'assure que le testicule est mobile dessous, et on incise la séreuse sur le bord libre de la glande, à égale distance des extrémités de l'épididyme. Cette boutonnière doit être suffisamment large pour livrer passage au testicule et pour permettre de retrousser la poche en haut, de façon que l'ouverture par où sortira le testicule puisse s'aboucher à l'anneau inguinal externe ;

1° On fait sortir le testicule par cette boutonnière et trois pinces de Kocher repèrent l'angle postérieur et les deux angles antéro-latéraux de l'infundibulum ainsi créé. La face pariétale de la séreuse est ainsi en rapport avec les divers éléments du cordon qu'elle engaine. Afin que les veines ectasiées ne fassent pas trop de volume et soient contenues facilement dans le sac, il suffit de tenir le testicule soulevé durant quelques secondes. Les veines se vident alors et s'affaissent ;

5° On fixe à ce moment, au moyen de cinq à six points de suture, les lèvres de l'incision de la tunique vaginale au bord de l'anneau inguinal externe. On a dû s'assurer que le cordon n'a subi aucune torsion.

Enfin, si les plexus variqueux sont très développés et ne peuvent être contenus totalement dans la vaginale, on isole, à la partie supérieure, quelques veines des plus grosses, on en fait la double ligature, on excise, et l'on rapproche les moignons.

Critique. — L'opération de Parona a pour elle sa commodité et sa brièveté entre les mains d'un opérateur habile. L'auteur assure que la suspension du testicule qu'il réalise est efficace. Les douleurs disparaîtraient régulièrement.

Elle présente aussi quelques inconvénients :

On lui a reproché de priver le testicule de son enveloppe séreuse. Cette objection est de peu de valeur, elle serait d'ailleurs la condamnation des méthodes de Doyen et de Jaboulay. Le testicule s'accommode parfaitement, au bout d'un certain temps, de sa situation nouvelle.

La torsion possible du cordon peut être évitée si le manuel opératoire a été sans faute ; il s'agit de faire une incision un peu latérale et de maintenir le cordon en haut et en dedans.

La fixation trop adéquate du testicule à l'anneau contre le pubis et la gêne et la douleur résultant de cette disposition vicieuse, sont un inconvénient parfois réel : il pourrait être évité peut-être, dans les cas où il se produit, si la vaginale avait été reconnue trop petite, et, en conséquence, fixée simplement à la partie la plus élevée des enveloppes des bourses, et non à l'anneau.

Mais la grosse objection est que cette thérapeutique pèche par insuffisance, respectant le scrotum et les veines variqueuses, c'est-à-dire l'élément morbide principal. Ces veines peuvent se distendre à l'excès dans le vaste sac qui leur est formé par la vaginale retournée. De sorte que si, avant l'opération, on avait un varicocèle extra-vaginal, on risque simplement d'avoir, après, un varicocèle extra-vaginal. On le voit, la méthode n'est pas parfaite.

3° *Méthode de Longuet : transposition extra-séreuse du testicule. Phlébo-orchido-vagino-scrotopexie.* — Après la méthode de Parona, trouve naturellement sa place celle de Longuet : la phlébo-orchido-vagino-scrotopexie. Longuet en donne la description dans plusieurs publications : *Le Progrès Médical, La Gazette des Hôpitaux, La Presse Médicale.* Pélicier, élève de Longuet, fit sur ce sujet une thèse : La transposition opératoire du testicule, Paris 1902.

Pour lui, la méthode de Longuet est absolument distincte de toute autre. Pour d'autres (thèse de Condo), le procédé de Longuet n'est qu'une modification de celui de Parona.

Voici quelle en est la technique :

Technique. — 1° *Retournement du scrotum.* — On trace
une incision longitudinale, très haute, sustesticulaire, immédiatement sous la racine du scrotum, longue de 5 centimètres
environ, faite aux ciseaux et ne comprenant que la peau. Pas
de sang si la peau seule est sectionnée. Par cette fente, on
luxe tout le contenu de la bourse correspondante, en refoulant
avec les doigts le testicule et le cordon d'arrière en avant,
par une pression médiale transcrotale sur la paroi postérieure.

Le résultat de cette manœuvre est que le scrotum est complètement retourné, face celluleuse en avant, face cutanée en
dessous. Le contenu variqueux est spontanément extériorisé.
L'éversion des téguments est maintenue au moyen d'une
pince à 10 dents qui applique, lèvre contre lèvre, les bords
de l'incision cutanée retroussée.

2° *Vaginotomie.* — Il reste à gagner un point de la vaginale, en soulevant par pincements et en sectionnant de petits
plis jusqu'à ce que la séreuse soit incisée à son tour. On
repère alors les lèvres de l'incision vaginale, chacune avec
une pince. Puis, ayant refoulé de bas en haut et sur une hauteur de 4 à 5 centimètres, tous les tissus prévaginaux, à
l'aide des ciseaux manœuvrés fermés, on incise le reste de la
vaginale sur toute sa hauteur, jusqu'à l'extrémité la plus élevée de son cul-de-sac supérieur.

3° *Engainement fibro-séreux du cordon, après luxation
temporaire du testicule.* — Ce temps a pour but d'envelopper
d'un manchon régulier, formé par la vaginale éversée, tous
les plexus veineux dilatés et sur toute l'étendue de leur portion funiculaire. Il se pratique ainsi :

Le testicule est énucléé doucement de sa loge vaginale, in-
cliné en haut, et maintenu temporairement vers le pubis au

moyen d'une pince à 10 dents, plantée au-dessous de la queue de l'épididyme.

Puis, le cordon est entouré par la vaginale, laquelle est suturée par un surjet et fixée en haut à l'orifice externe du canal inguinal. C'est, en somme, un encerclage cylindrique du cordon.

De cette striction, qui, si la suture est bien faite, doit être régulière et suffisamment haute, il résulte que les parois veineuses se tassent et que leur lumière s'aplatit. Longuet appelle cet effet une phlébectomie physiologique. La fixation à l'anneau inguinal réalise le premier but de son opération : la *phlébopexie*.

4° *Transposition supéro-interne du testicule*. — Ce temps s'exécute en creusant très haut, à l'origine des bourses, contre la cloison et dans le tissu cellulaire, avec les deux index introduits dos à dos, une petite loge de réception, où le testicule, suivi du cordon engainé, est glissé, pôle inférieur premier. De cette transposition, résulte la formation d'un méso-testis antérieur sous-cutané, élément très efficace d'*orchido-pexie*.

On assure la fixation juxta-septale en passant les deux chefs initial et terminal du surjet dans le tissu de la cloison, où ils sont noués très haut dans cette cloison. C'est l'*orchido-vaginopexie*.

5° *La scrotopexie*, enfin, consiste dans la suture transversale que l'on fait de l'incision cutanée longitudinale. Si cette suture paraissait insuffisante, on pourrait relever tout le scrotum par une suture profonde circonférentielle en bourse, placée à ciel ouvert, autour de l'incision cutanée, avant que la peau ne soit suturée.

Critique. — Pexies, suspensions de tous les éléments cons-

tituant un varicocèle le plus complet, tel est le but de l'opération de Longuet. Elle remplit toutes les indications. Il est
certain que la scrotopexie et la vaginopexie ne peuvent être
combattues. Mais la phlébopexie équivaut-elle à l'extirpation
radicale des veines ? L'orchidopexie est-elle toujours sans
inconvénients ? L'expérience le dira ; mais il est permis de
formuler des doutes sur ces deux points. La méthode de
Longuet est neuve. Un nombre encore fort restreint de malades l'ont expérimentée et leur expérience en est courte. L'auteur assure que ceux-ci s'en trouvaient bien après un an.

II. — Méthodes radicales

D'une façon générale, les méthodes dites radicales ou d'exérèse s'adressent aux divers éléments du varicocèle, veines et
scrotum, en se proposant de les supprimer par la résection
pure et simple d'une certaine partie exagérée de ces éléments.

Les uns s'attaquent aux paquets veineux dilatés et en font
disparaître une partie plus ou moins considérable par la
ligature et l'excision.

Les autres s'efforcent de diminuer la capacité des bourses
par une résection du scrotum, cherchant ainsi à exercer sur
les veines une compression permanente et leur constituer une
sorte de suspensoir naturel.

Enfin, dans certains cas d'orchidoptose et d'ectasie veineuse réunies, on emploie un procédé mixte où sont combinées
l'excision des veines et la résection scrotale.

Par conséquent nous avons trois procédés radicaux en pré-
sence.

1° *La ligature et l'excision des veines.* — Cette opération a été pratiquée par de nombreux chirurgiens. Nous ne la décrirons pas en détail à cette place ; elle rentre, en effet, comme un premier temps dans la méthode combinée que nous proposerons tout à l'heure.

Qu'il nous suffise pour l'instant de dire brièvement que quelques grosses veines variqueuses étant découvertes et isolées du cordon et de l'artère spermatique, on en délimite une portion aux deux extrémités de laquelle sont liés deux fils. On sectionne la partie intermédiaire.

Critique. — Nous n'insisterons pas sur les dangers opératoires de cette méthode : la section du canal déférent, celle de l'artère spermatique et l'atrophie consécutive possible du testicule, sont des accidents que des connaissances anatomiques précises peuvent faire éviter. Aujourd'hui d'ailleurs, où l'on tend à inciser très haut, et à rechercher à la racine des bourses une ou deux grosses veines seulement, ces dangers ont beaucoup diminué.

Au point de vue curatif, le plus important, il faut remarquer d'abord qu'elle ne s'adresse qu'aux cas où le varicocèle consiste en une simple ectasie veineuse, sans orchidoptose. Ces cas existant, elle pourrait y être parfaite. Malheureusement, même alors qu'elle paraît s'appliquer naturellement, le résultat est mince. En effet, les récidives après la simple résection veineuse sont fort nombreuses.

2° *Résection du scrotum.* — La résection du scrotum est inspirée de cette observation de Nélaton : qu'en diminuant la hauteur du scrotum à l'aide d'un anneau placé au-dessous des testicules, on soulageait beaucoup les sujets atteints d'un varicocèle douloureux. C'était, en somme, un suspensoir d'un genre particulier.

De là, l'idée de retrancher un partie de la peau du scrotum, afin de créer un suspensoir naturel.

Pierre Donis, Astley Cooper, Voillemier pratiquèrent cette opération des premiers. Ici encore nous n'aborderons pas la technique au fond, nous réservant de l'exposer plus loin, au cours de la description de notre méthode combinée, dont la résection scrotale constitue un temps. En peu de mots, les testicules étant maintenus en haut par un aide, la peau est plissée longitudinalement, puis étant saisie au-dessous des testicules, soit par la main, soit par des clamps spéciaux ou ordinaires, est réséquée. Enfin, la suture a lieu, transversale, pour le mieux.

Critique. — La résection simple du scrotum présente quelques inconvénients, tels que : l'hémorragie et l'hématome post-opératoires. Ceux-ci sont assez fréquents, et nulle méthode ne paraît pouvoir les prévenir. L'hémostase à ciel ouvert, avec suture retardée, est une opération laborieuse et dont les résultats ne sont guère meilleurs.

Ces accidents possibles ne sont pas cependant une contre-indication à la résection du scrotum. Il est plus important de connaître le résultat curatif. Ce résultat est fréquemment excellent. Il existe cependant des cas de récidives, et peu rares même. Ensuite les veines demeurent telles qu'auparavant, et enfin la glande repose de tout son poids sur le plancher scrotal.

3° *Méthode de la résection combiné des veines et du scrotum.* — Une troisième méthode a réuni les deux précédentes. Nous n'insisterons pas. Elle s'adresse évidemment aux cas plus complets, et est plus efficace, unissant les effets de deux autres.

4° Une quatrième méthode que nous proposons n'est pas, nous le déclarons tout de suite, une méthode nouvelle, mais

plutôt une combinaison éclectique de celles que nous avons
exposées. C'est ainsi que, comme la méthode de résection combinée des veines et du scrotum, elle emploie les mêmes moyens
d'extirpation envers ces deux éléments ; mais, en plus, elle
tend à réaliser la suspension du testicule par les deux moyens
suivants empruntés aux méthodes restauratrices : la réunion
des deux extrémités des veines variqueuses réséquées ; la fixation de la vaginale, non retournée il est vrai, à la partie supérieure des bourses ;

Donc, quatre temps dans cette opération :

a) Résection des veines variqueuses ;

b) Réunion des deux extrémités des veines réséquées ;

c) Fixation de la vaginale à la partie supérieure des bourses ;

d) Résection du scrotum.

Il est bien entendu, que nous supposons ici un cas de
varicocèle complet avec ectasie veineuse et orchidoptose réunies. En l'absence de l'un de ces signes, le temps qui lui
correspond serait supprimé.

Technique. — On aura dû préparer une ou deux pinces
clamps, longues et courbes, celles, par exemple, que l'on
utilise pour la prise du ligament large, une paire de ciseaux,
une demi-douzaine de pinces hémostatiques, une pince à grif-
fes, une aiguille et du catgut fin, des crins de Florence pour
la peau.

Nous supposons le malade prêt et l'anesthésie générale,
qui est nécessaire, obtenue.

Premier temps. — *Résection des veines variqueuses :*

a) Voici le procédé que nous employons. On incise la peau
sur une ligne verticale, commençant en haut à la racine de
la bourse, empiétant même un peu sur la paroi abdominale,
en s'inclinant en dehors. La peau et le tissu cellulaire étant

incisés, l'aponévrose du grand oblique sera mise à nu au niveau de l'orifice inguinal et la paroi antérieure du canal sectionnée ;

b) Le cordon étant alors reconnu sera séparé en masse des parties qui l'environnent. On exercera sur lui des tractions l'attirant hors de la bourse, jusqu'à ce qu'on aperçoive le testicule qui peut même être extrait complètement du scrotum ;

c) A ce moment, les doigts de la main gauche soulevant et tendant le cordon, on incise légèrement au bistouri les fibres du crémaster et la tunique fibreuse commune. Cette incision sera faite, et ce point est très important, à la partie tout à fait supérieure du cordon : elle permettra de pénétrer au milieu des éléments du cordon où l'on trouvera les veines variqueuses ;

d) Cette recherche des veines variqueuses doit commencer, nous l'avons fait déjà remarquer, par la partie supérieure du cordon, celle qui se trouvait dans le canal inguinal que l'on a ouvert. La raison qui fait choisir ce point supérieur est excellente. En effet, au lieu de tomber, comme on le ferait au milieu des bourses, sur un paquet de veines très nombreuses et entremêlées on rencontre seulement en haut du cordon deux ou trois grosses veines qui sont l'aboutissant de toutes les branches du plexus veineux variqueux. Il sera donc plus facile d'isoler une de ces veines, qui, dénudée de haut en bas, conduira sur ses ramifications. Plus facile aussi d'éviter l'artère spermatique, puisque, au lieu de saisir en masse tout un paquet de vaisseaux, on n'en saisit qu'un.

En résumé, ouverture de la tunique fibreuse commune au niveau de la portion du cordon contenue dans le canal inguinal — recherche d'une grosse veine — constatation que c'est bien une veine que l'on tient et non pas une artère, ni même le canal déférent, — puis isolement de cette veine.

Pour exécuter ce temps de l'isolement de la veine choisie à exciser, le vaisseau sera lié à son bout supérieur, sectionné au-dessous de cette ligature et saisi par une pince. Alors cette veine sera dénudée peu à peu en allant vers le testicule. On disséquera ses ramifications, et même facilement, à condition de veiller à ce que la pince à disséquer ne saisisse jamais les veines elles-mêmes, mais bien le tissu cellulaire. En effet, la fréquente déchirure des veines est un obstacle à ce temps de l'opération. Si malgré tout une veine venait à se rompre, il faudrait la pincer immédiatement pour éviter une hémorragie très gênante et l'infiltration du sang dans le tissu cellulaire lâche de la région.

Peu à peu, le paquet variqueux est attiré et séparé des autres éléments du cordon ; et quand on pense que la portion dénudée est suffisante, on place une ligature et l'on ôte la partie située au-dessus.

En général, on se contente et il suffit de réséquer les varices dépendant d'une seule veine.

Deuxième temps. — *Réunion des extrémités veineuses réséquées. Pexie du testicule.*

On saisit par les catguts qui servent à les lier, les deux extrémités, supérieure et inférieure, de la veine réséquée, on les attire au contact, et l'on noue deux à deux les chefs correspondants. On raccourcit ainsi le cordon et l'on suspend déjà le testicule plus ou moins ptosique.

Troisième temps. — *Fixation de la vaginale.*

Le testicule est attiré à la partie supérieure du scrotum. On a sous les yeux la vaginale. On ne cherche point à l'ouvrir, et l'on passe simplement dans son épaisseur deux ou trois fils de catgut qui vont la fixer à la partie supérieure des bourses. On réalise ainsi un second moyen de pexie du testicule.

Quatrième temps. — Résection scrotale. — Nous avons déjà réservé l'exécution de ce temps suivant qu'il existait ou non de l'orchidoptose. En ce dernier cas, on ajoute, aux trois temps déjà décrits de notre opération, le quatrième de la résection scrotale.

On sait qu'il existe à cet effet plusieurs procédés. La différence porte sur la façon de pratiquer la prise et la fixation de la partie du tégument scrotal qui doit être réséquée.

Nous ne ferons que mentionner :

L'excision simple, opération de Double, longue et laborieuse ;

L'excision avec des clamps spéciaux, tous plus ou moins compliqués.

Nous décrivons le procédé de l'excision avec des clamps ordinaires qui nous paraît le plus simple. On utilise les pinces longue et courbe, utilisées fréquemment dans la chirurgie gynécologique.

Nous rappelons que la résection scrotale n'est qu'un temps ajouté aux trois précédemment décrits de l'opération complète ; elle se fait donc aussitôt après eux dans la même opération.

On fait un pli longitudinal à la peau du scrotum en reportant les testicules en haut jusqu'au contact des anneaux. On applique, au niveau de ce pli, et le plus haut possible, une longue pince clamp, la concavité tournée en arrière. Avec une aiguille de Reverdin on dispose alors par transfixion, en arrière de cette pince, un certain nombre de crins de Florence.

On détache ensuite avec un bistouri ou des ciseaux la partie du scrotum située en avant du bord convexe de la pince. Puis, on ôte celle-ci, les lèvres de la plaie longitudinale sont réunies transversalement et l'on noue les crins de Florence placés à l'avance. Tel est le dernier temps de l'opération complète. Quelle est maintenant la valeur de cette opération ?

Elle a évidemment celle des diverses méthodes qu'elle réunit, et il semble que cet ensemble réalise au mieux toutes les indications possibles. Est-ce à dire que l'opération doive indistinctement s'appliquer à toutes espèces de varicocèle ? Non, et nous avons distingué déjà les cas dans lesquels l'orchidoptose n'existerait pas. Le résection scrotale serait naturellement supprimée par le fait.

Mais, si nous supposons un varicocèle complet, il nous paraît que la méthode mixte que nous venons d'exposer remplit toutes les indications. Une bonne opération, en effet, doit s'adresser à tous les éléments du varicocèle :

Aux veines augmentées de volume ; tel est le but de la résection veineuse, supérieure aux méthodes restauratrices, dont nous avons démontré l'insuffisance ;

Au testicule, dont nous réalisons la suspension par ces deux moyens : la réunion des deux extrémités de la veine réséquée ; la fixation de la vaginale à la partie supérieure des bourses ;

Au tégument, enfin, par la résection du scrotum et la suture horizontale de l'incision verticale, suture qui soulève ainsi le scrotum déjà réduit.

Il semble que cette méthode réalise et réunit les avantages les plus certains des procédés restaurateurs et radicaux. Nous donnons à son actif les deux observations suivantes, dues à l'obligeance de M. le professeur Soubeiran.

OBSERVATION PREMIÈRE

En 1905, X..., âgé de 20 ans, vient consulter M. le professeur Soubeiran pour une douleur qu'il éprouve dans la région inguino-scrotale ; il craint une maladie grave et de ne pouvoir faire son service militaire. La gêne douloureuse augmente avec la marche.

A l'examen, le scrotum est un peu distendu et aminci. On sent, en palpant le cordon, les veines dilatées et roulant sous le doigt. Le malade se couche, et la tumeur disparaît sous la pression des doigts. M. le professeur Soubeiran pratique l'opération que nous avons décrite : résection des veines, leur réunion, vaginopexie, scrotectomie. Le malade est revu un an après, en mai 1906. Le résultat est excellent : plus de douleur, le scrotum est ferme et de dimension moyenne.

OBSERVATION II

En septembre 1905, X..., du Grand-Gallargues, âgé de 30 ans, se plaint de gêne dans la région scrotale. Ses bourses sont allongées et flasques et se collent, dit-il, pendant la chaleur et la fatigue à la face interne de la cuisse.

En plus, il a de temps en temps des poussées douloureuses, avec irradiations dans les reins. A l'examen, on trouve tous les signes du varicocèle : scrotoptose considérable ; le cordon donne la sensation d'une masse mollasse, telle un paquet d'intestins de poulet ou de grosses ficelles. Une pression lente de la main refoule peu à peu toute la tumeur, le malade étant dans le décubitus dorsal.

Opération complète, le 20 septembre, pratiquée par M. le professeur Soubeiran. Le malade, après huit mois, se déclare très satisfait. Le scrotum se tient bien et le cordon du côté gauche est à peine plus gros que le droit qui est normal.

CONCLUSIONS

Nous conclurons de cette étude :

1° Qu'une fois l'indication bien posée d'opérer un varicocèle, nous nous rallions, pour le choix de l'opération, à la
méthode que nous avons exposée, qui nous semble réunir
les avantages les plus sérieux de toutes celles préconisées, et
qui comprend les quatre temps suivants :

 a) Résection des veines variqueuses ;
 b) Réunion des extrémités veineuses réséquées ;
 c) Vaginopexie ;
 d) Résection scrotale.

2° Nous faisons cette réserve que l'opération ci-dessus men-
tionnée visant tous les éléments d'un varicocèle, s'applique
évidemment aux cas complets d'ectasie veineuse avec orchidoptose. Si l'orchidoptose n'existait pas, le quatrième temps
de la résection scrotale serait naturellement supprimé. On
s'en tiendrait alors à la résection veineuse, à la phlébopexie
et à la vaginopexie.

BIBLIOGRAPHIE

Barbière (L.). — Traitement du varicocèle, note sur la résection du scrotum au moyen du clamp de Baissas. *Gaz. des Hôp.*, 1898, p. 1019.

Blanc (E). — De la cure radicale du varicocèle par la résection du scrotum. *Thérapeutique contemp.* Paris 1885, VII, 377-383.

Brault (J.). — Note sur le trait. chirurg. du varicocèle. *Lyon médic.* 1885, p. 201-206.

Cattelin (A.). — Du traitement du varicocèle par résection veineuse sur le canal inguinal. *Semaine médicale*, Paris, t. XX, p. 60.

Claunat (J.). — Traitement du varicocèle par résection des veines. Th. Lyon, 1899-1900.

Condo de Sathriano (H.). — Le traitement du varicocèle par le procédé de Parona. Thèse Montpellier, 1905.

Dardigne. — Traité du varicocèle. *Revue chirurg.*, sept. 1895.

Duplay (S.). — Le varicocèle et son traitement. *Clin. chirurg. de l'Hôtel-Dieu*, Paris, 1900. p. 216-229.

Escat (de Marseille). — Etiologie et traitement du varicocèle. *Presse médic.*, 5 févr. 1898.

Forgue et Reclus. — Traité de thérapeutique chirurgicale, Paris, 1892, t. II.

Horteloup. — Du traitement du varicocèle par la résection du scrotum et des veines funiculaires. *Académie de médecine*, 1885.

Le Dentu. — De la cure dite radicale du varicocèle. Paris, 1887.

Lejars (F.) — Note sur la résection du scrotum dans la cure du varicocèle. *Bullet. et Mém. Société de chirurgie.* Paris, 1900, p. 650-657.

Longuet (L.). — De la transposition extra-séreuse du testicule. ses applications à l'hydrocèle et au varicocèle. *Progrès médical,* Paris, 21 sept. 1901.

—   Chirurgie radicale du varicocèle (Conception et méthode thérapeutique, procédés opératoires classiques, revue générale). *Gazette des Hôpitaux,* Paris 1902, p. 801-808 et 829-835.

—   Chirurgie réparatrice du varicocèle. *Presse médicale,* Paris, 1902, n° 75.

Maclain. — Les traitements des varicocèles (Orchidopexie). *Trib. médic.,* Paris 1903, n° 14, p. 213.

Monod et Vanvert. — Traité de technique opératoire, Paris, 1902, t. II.

Nimier. — Création d'un suspensoir naturel au moyen de la ligature sous-cutanée en bourse du scrotum dans le varicocèle. *Semaine médicale,* 1888, n° 55.

—   Nouveau procédé de cure opératoire du varicocèle (Parona) avec 2 figures. *Semaine médicale,* Paris, 1899, n° 5. p. 39.

Pélicier. — La transposition opératoire du testicule. Méthode et procédé de Longuet. Th. Paris, juillet 1902.

Phocas. — Sur un nouveau procédé de cure radicale du varicocèle. *Semaine médicale,* 1903.

Reclus. — Traité de chirurgie Duplay et Reclus. Art. Varicocèle.

Richelot. — Trait. chirurg. du varicocèle. *Union médicale,* Paris, 1885, p. 529 et 533.

Rostaing. — Cure radicale du varicocèle par un nouveau procédé de résection du scrotum. Th. Lyon, 1897.

Segond. — De la cure radicale du varicocèle. *Semaine médicale,* 1888.

Wickham. (E.). — De la cure radicale du varicocèle. Th. Paris, 1885.

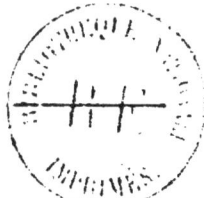